목차

칼국수	......	2	잡채	 14
보쌈	......	3	돈가스	 15
간장게장	......	4	라면	 16
삼계탕	......	5	제육덮밥	 17
김치	......	6	계란말이	 18
탕수육	......	7	떡국	 19
떡볶이	......	8	냉면	 20
떡	......	9	육회비빔밥	 21
치킨	......	10	전	 22
김밥	......	11	신선로	 23
짜장면	......	12	갈비찜	 24
설렁탕	......	13		

시원한 칼국수

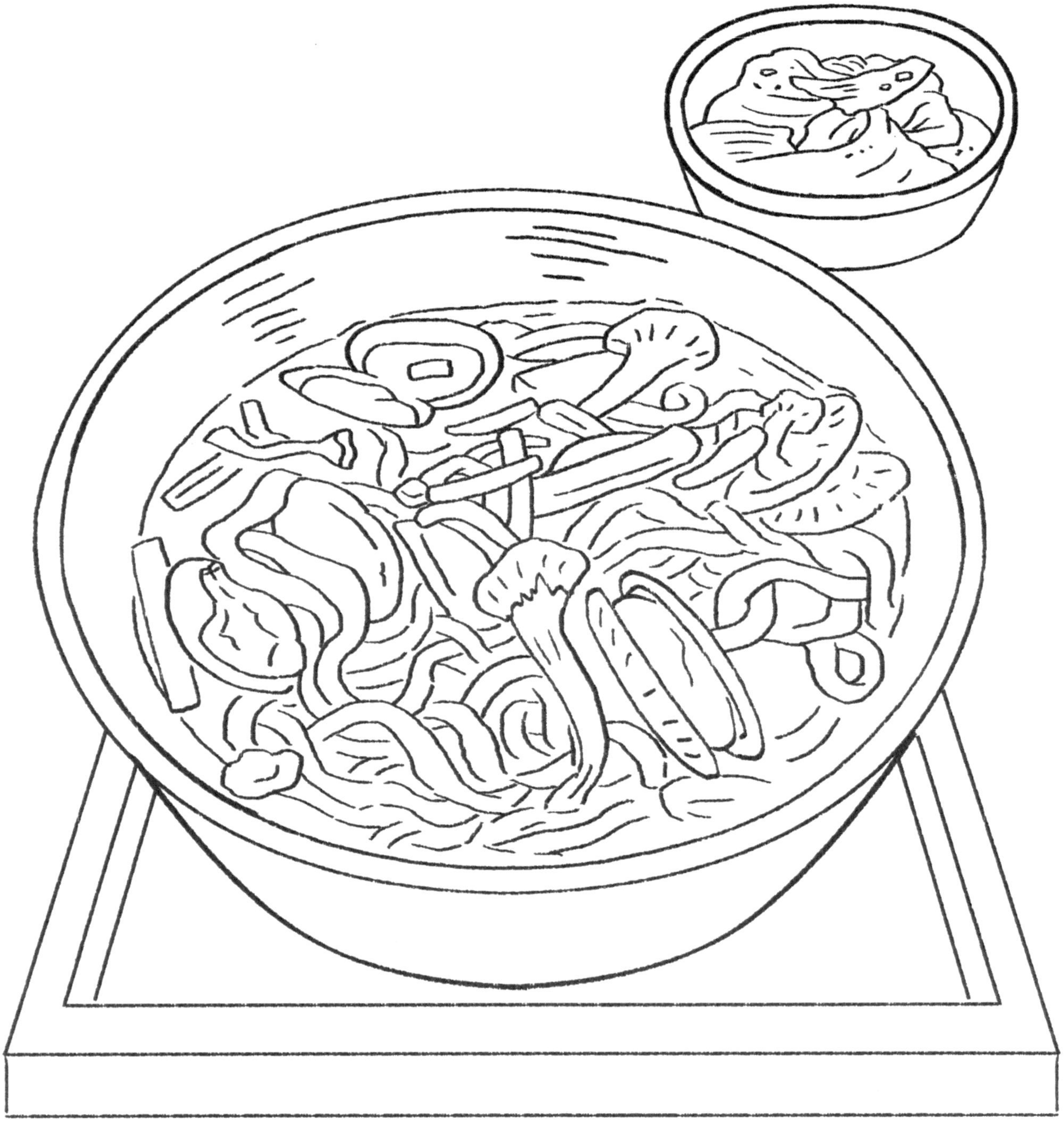

칼국수 육수에는 어떤 재료가 들어갈까요?

김치와 찰떡궁합, 보쌈

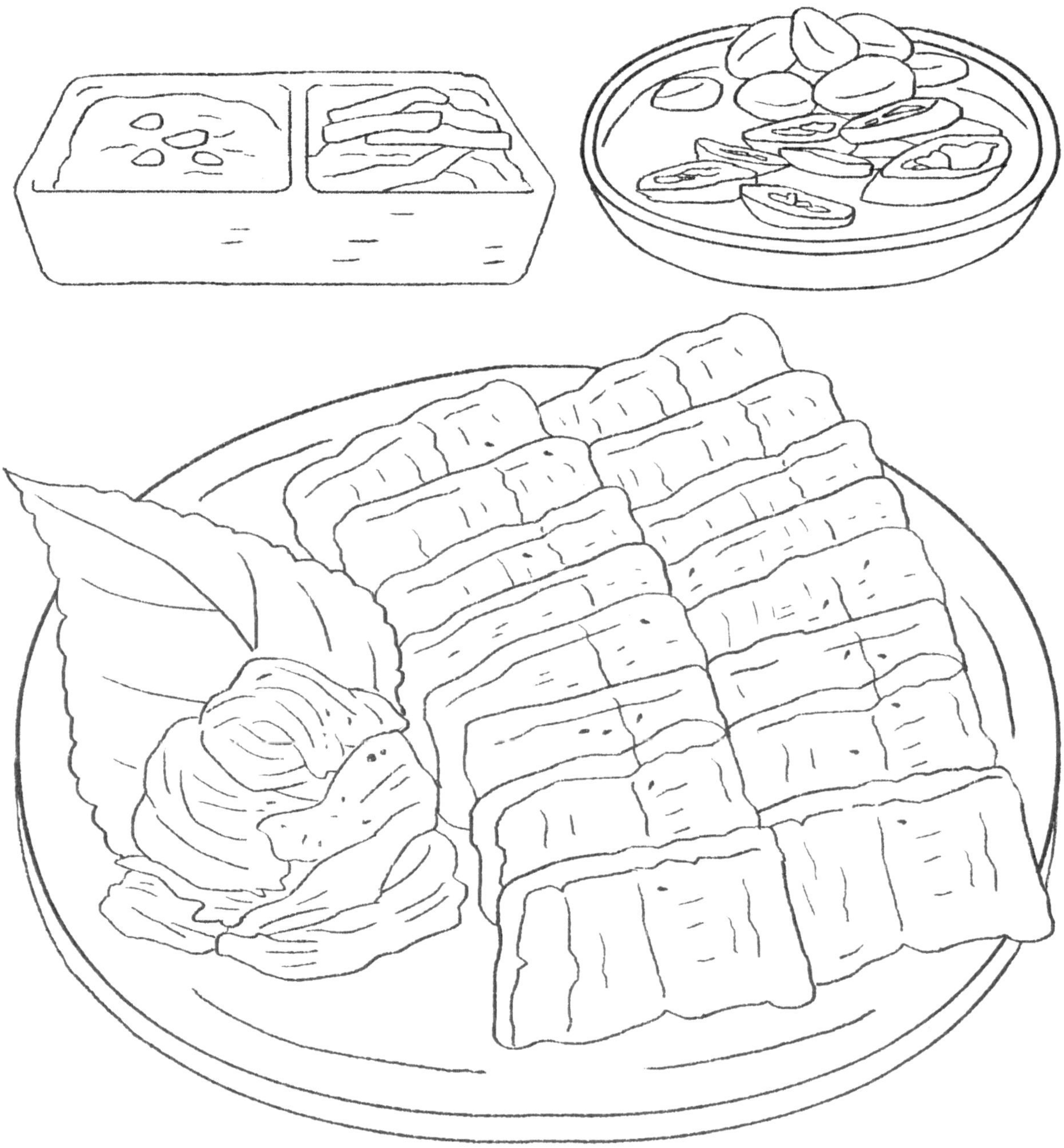

김장하는 날 보쌈을 만들어 먹은 적이 있나요?

밥 한 그릇 뚝딱! 간장게장

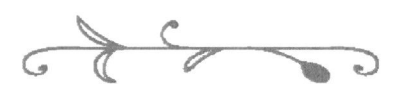

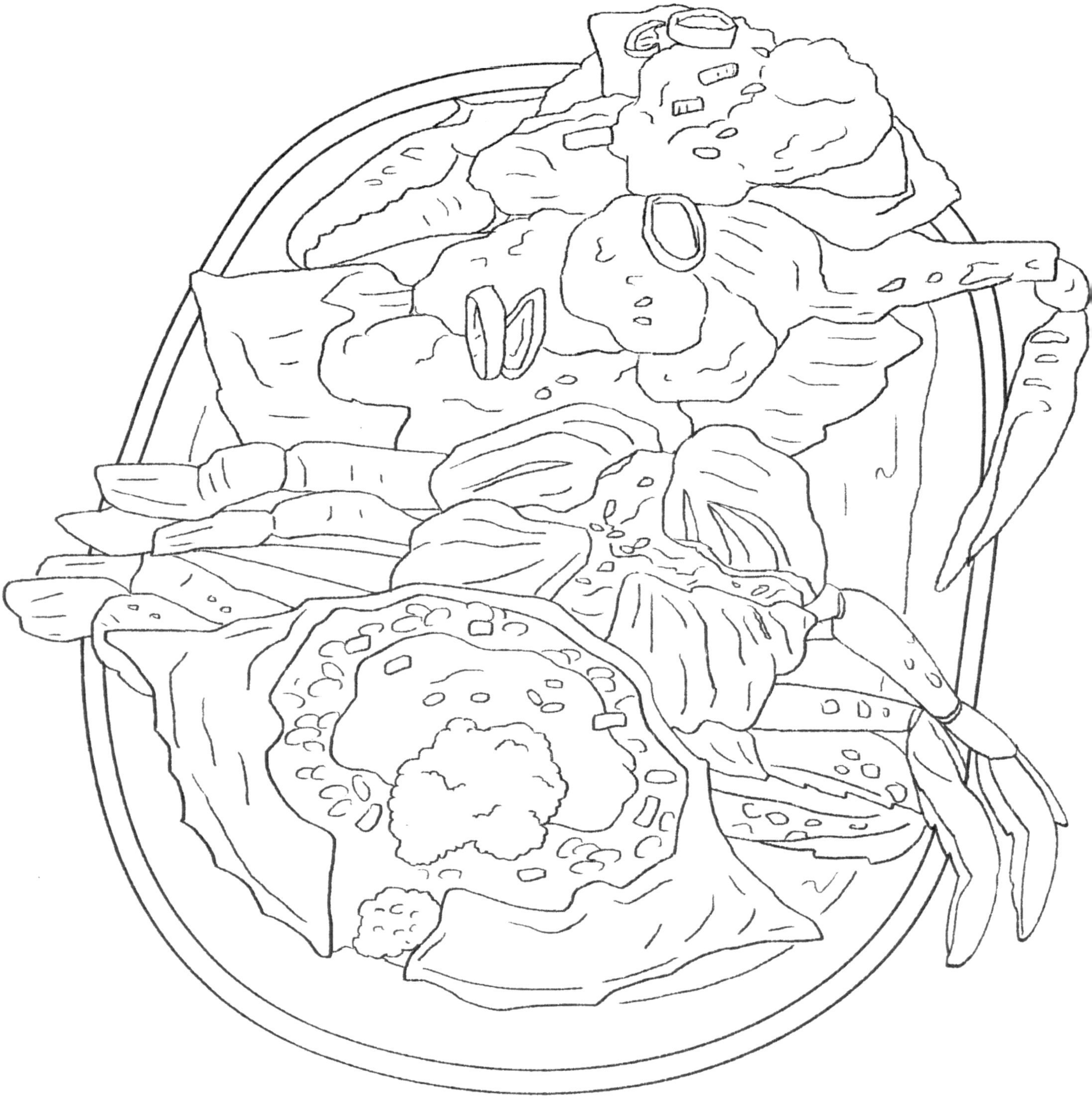

간장게장과 양념게장 중 어떤 것을 더 좋아하나요?

보양식 삼계탕

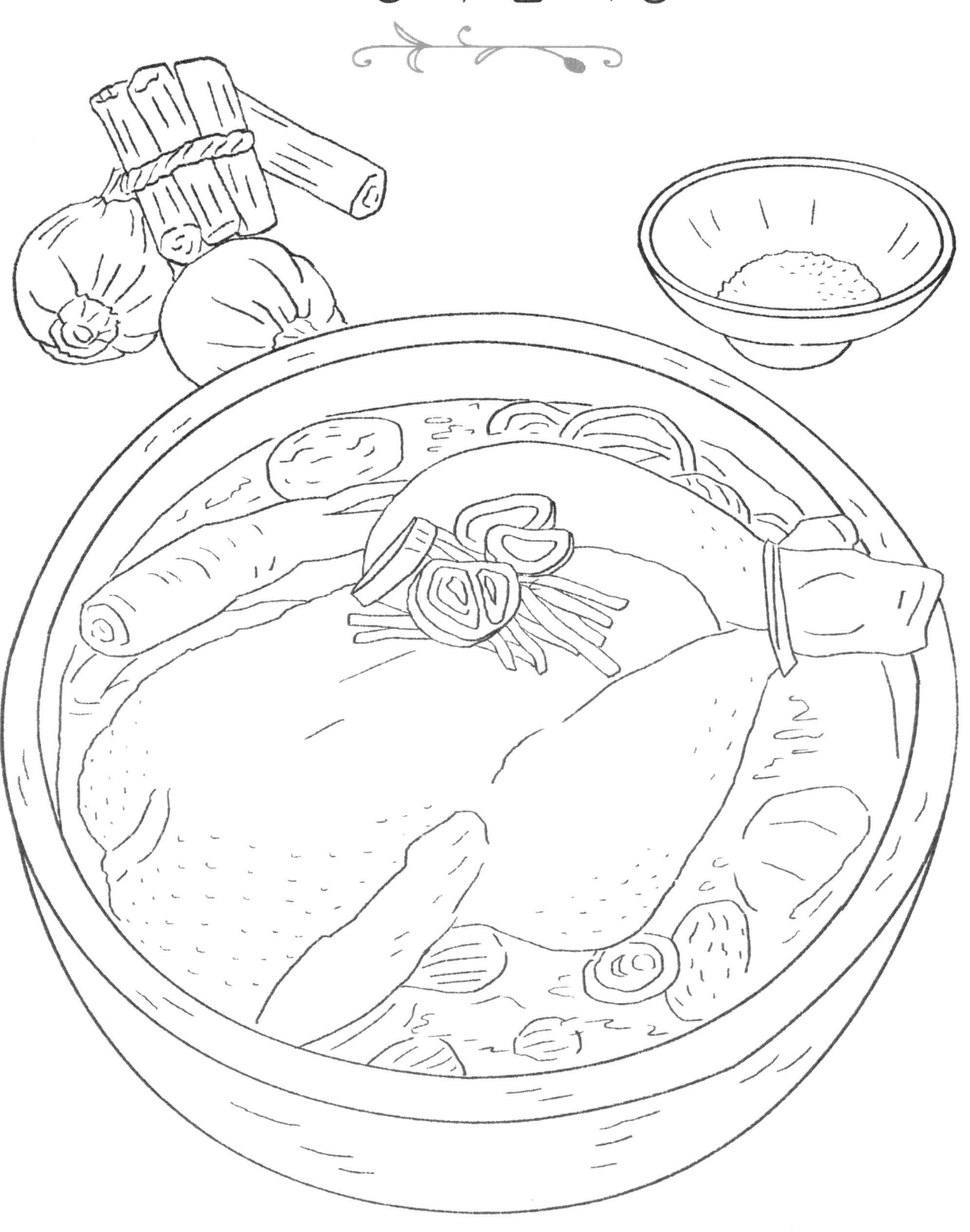

보양식 세 가지를 이야기해 보세요.

한국의 대표 발효 식품, 김치

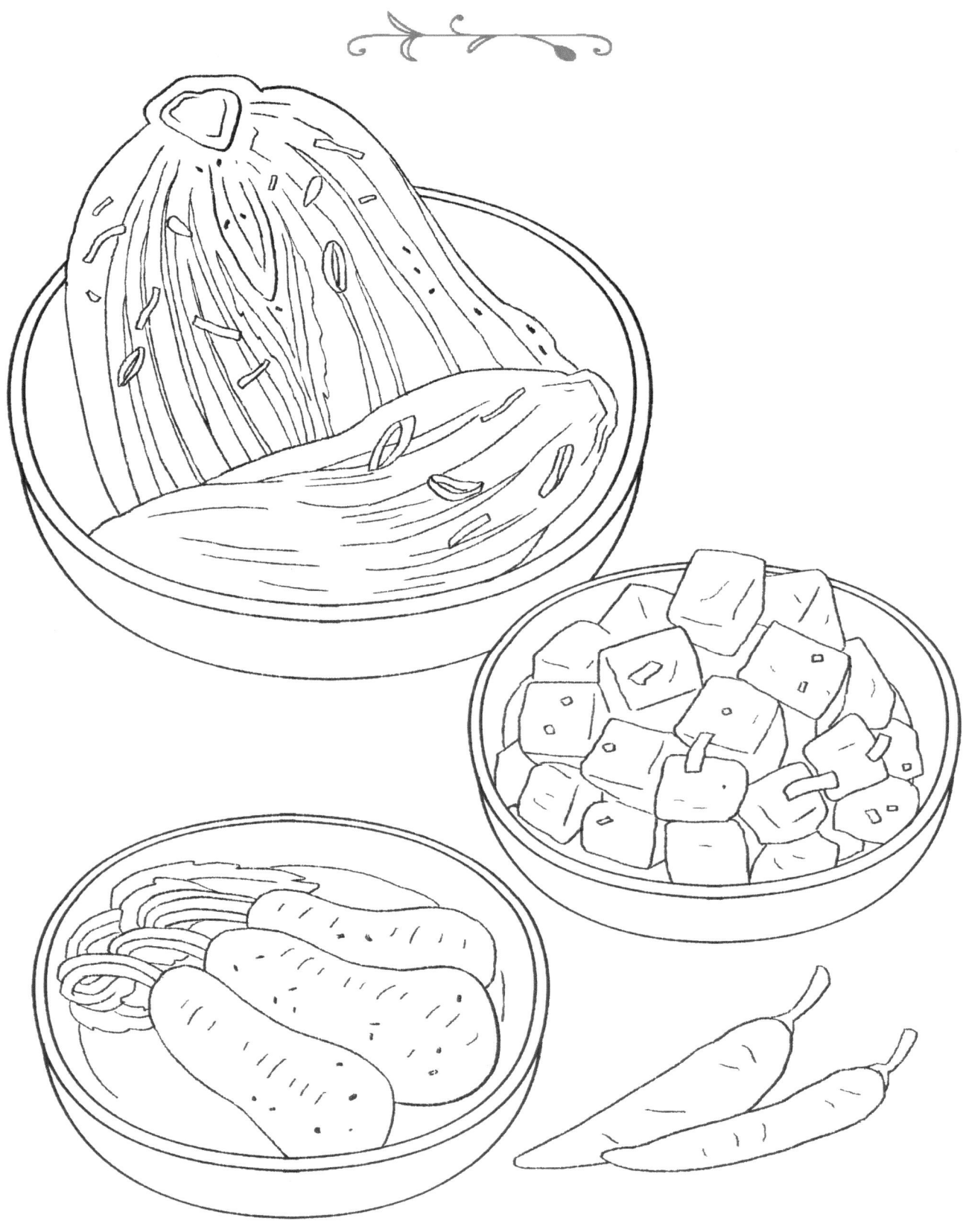

가장 좋아하는 김치는 어떤 김치인가요?

새콤달콤 탕수육

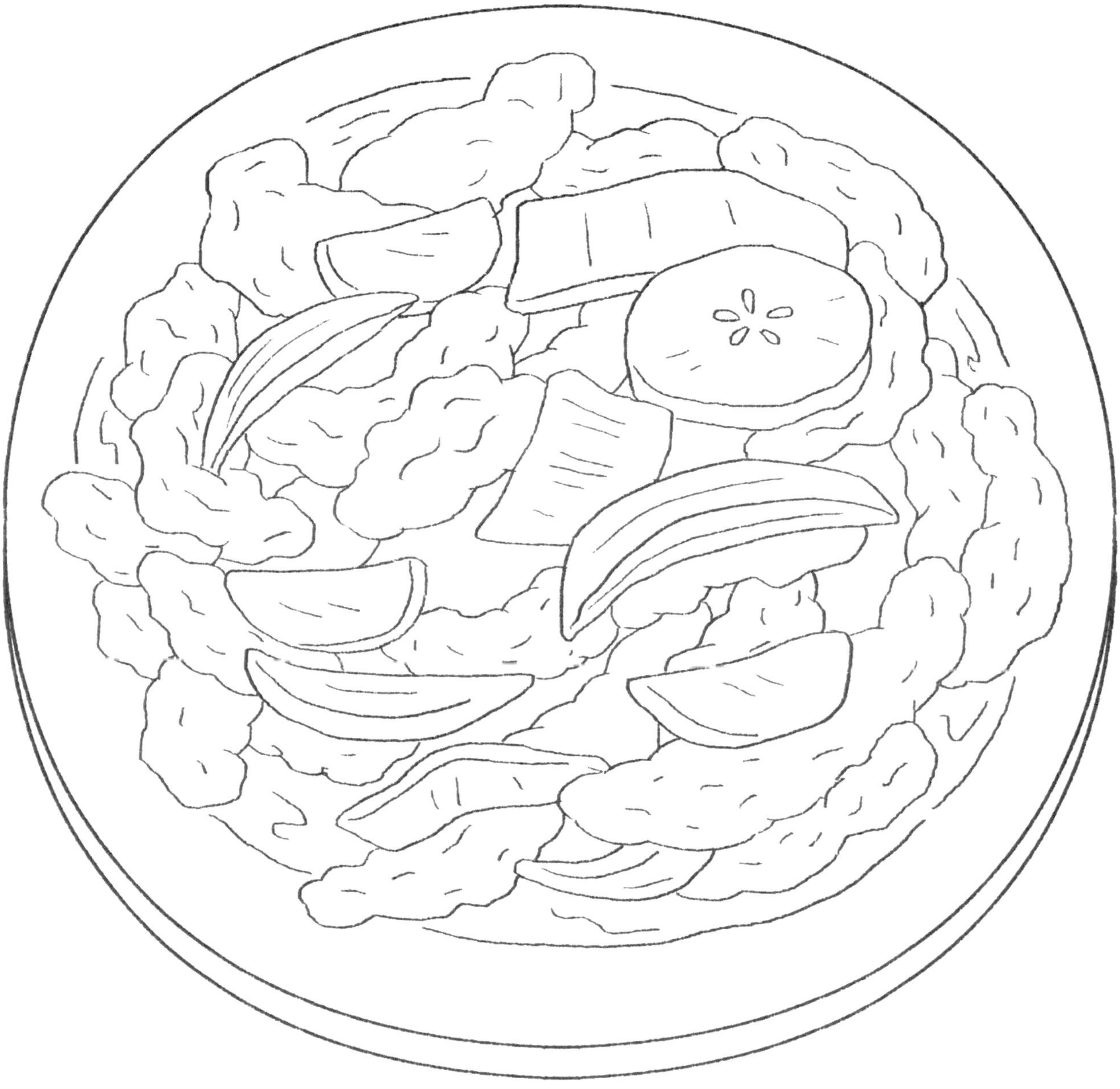

탕수육 소스를 부어 먹나요, 찍어 먹나요?

대표 길거리 음식, 떡볶이

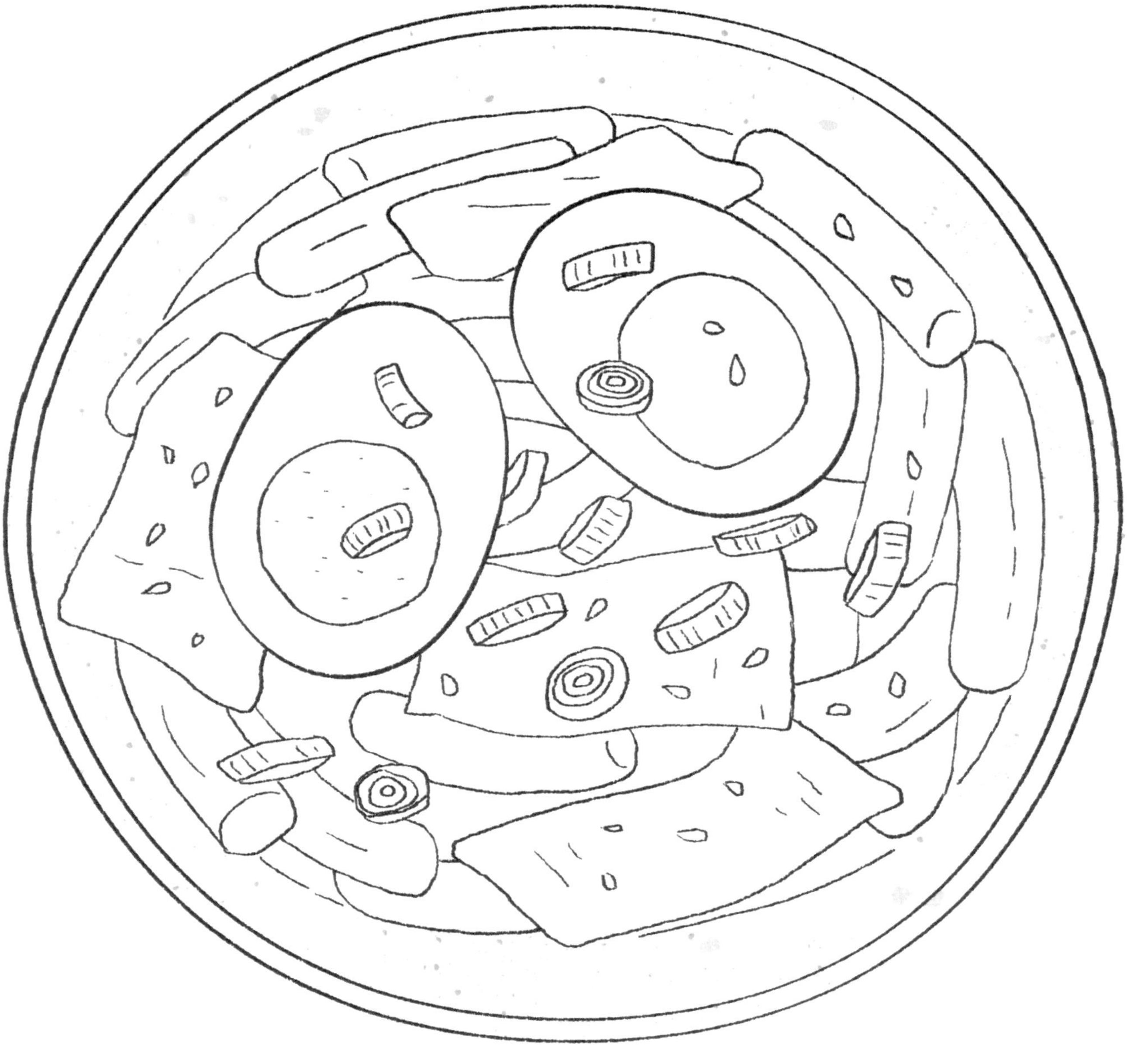

매운 음식을 잘 먹는 편인가요?

쫄깃쫄깃 맛있는 떡

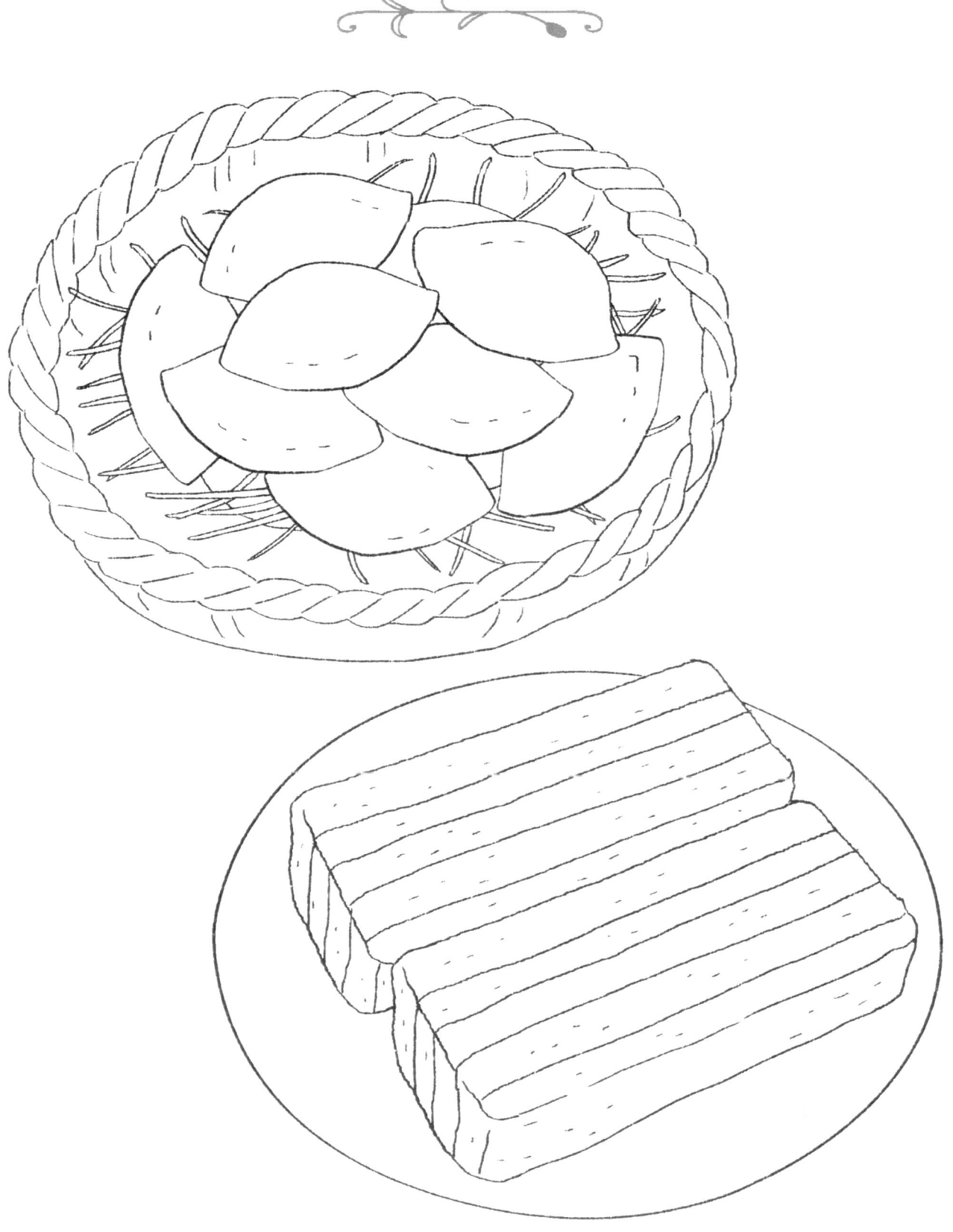

그림에는 어떤 종류의 떡이 있나요?

바삭바삭한 치킨

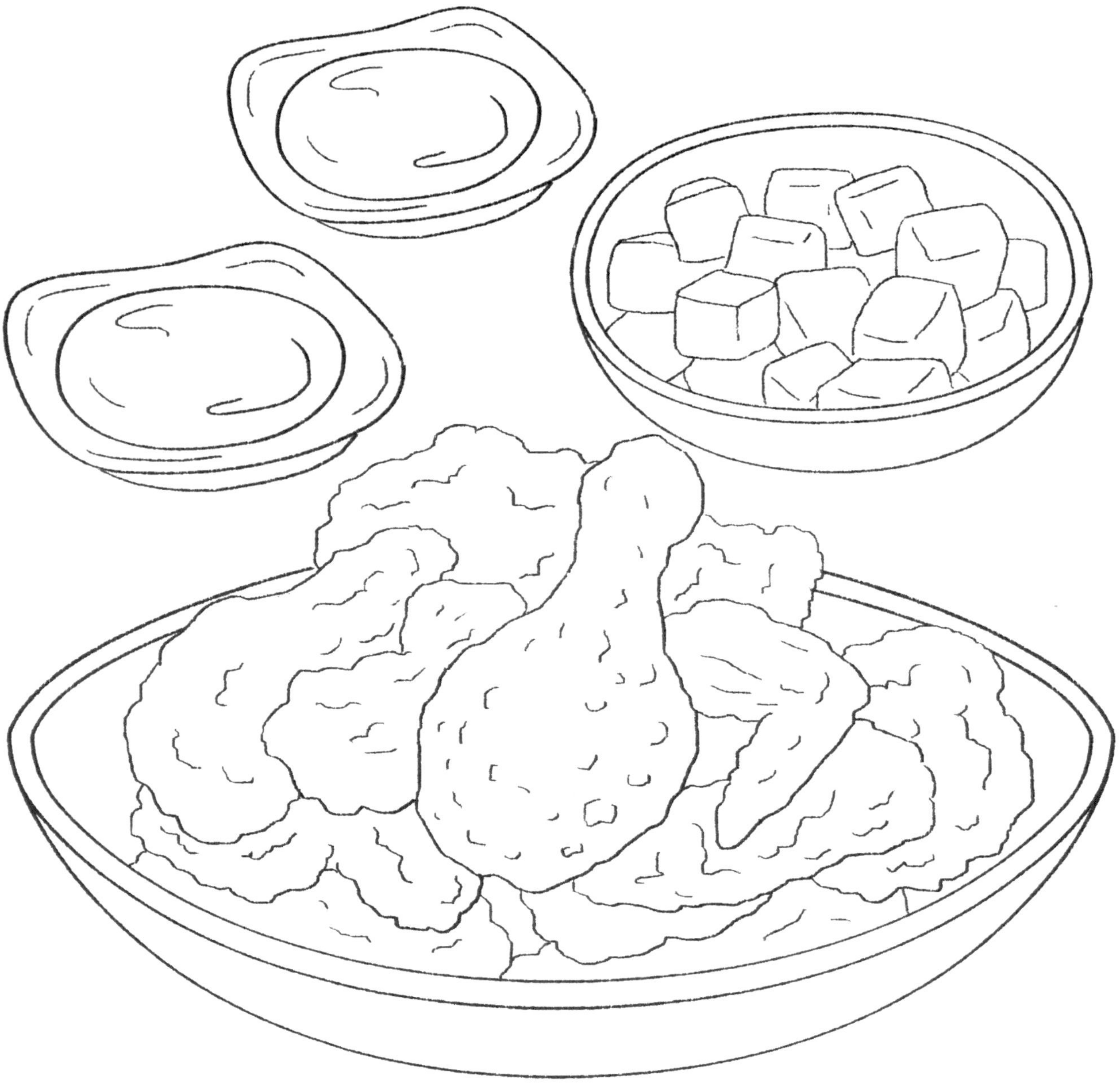

좋아하는 닭의 부위는 어디인가요?

여러 재료를 넣고 말아 싸는 김밥

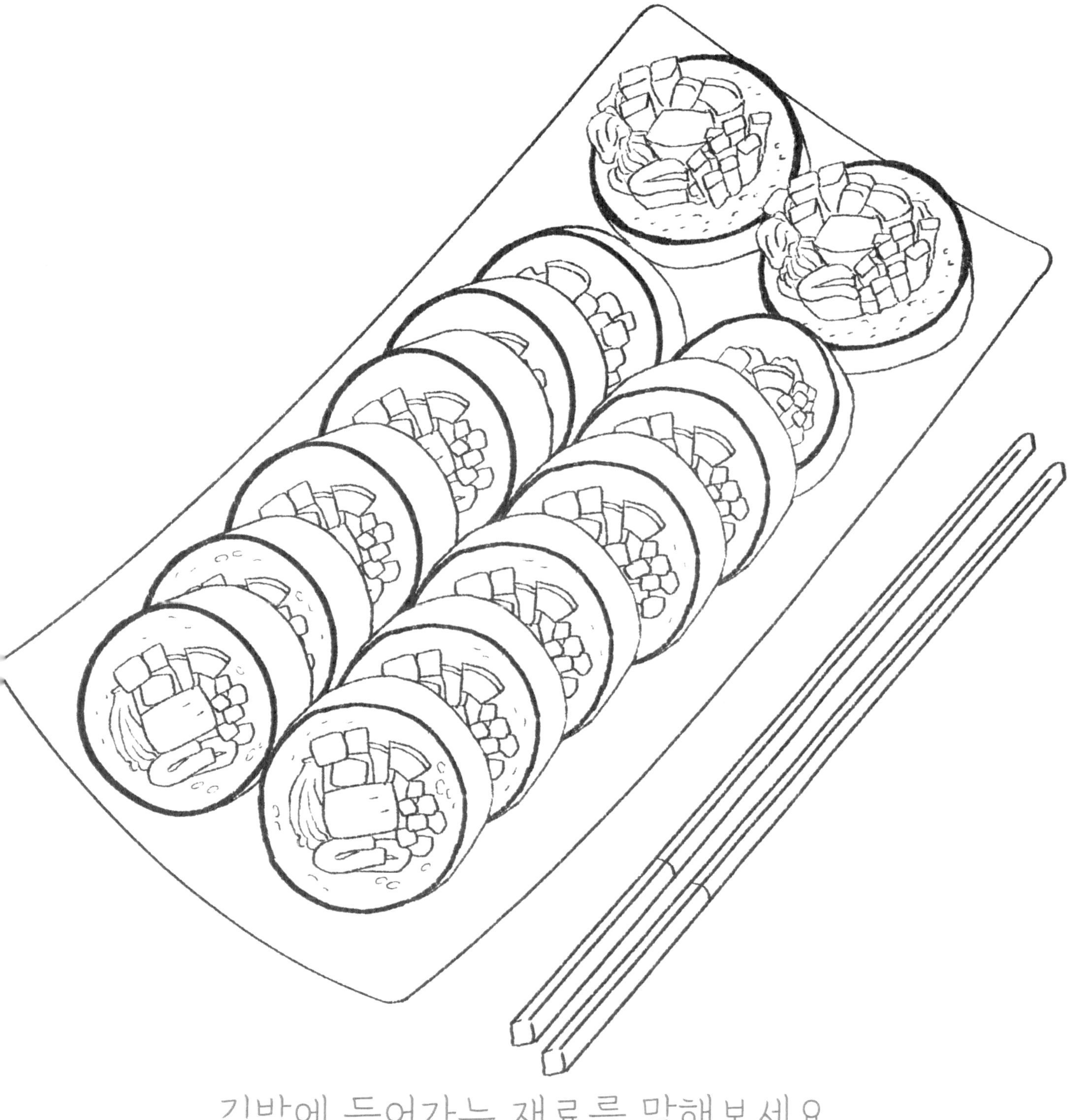

김밥에 들어가는 재료를 말해보세요.

맛있게 비벼요, 짜장면

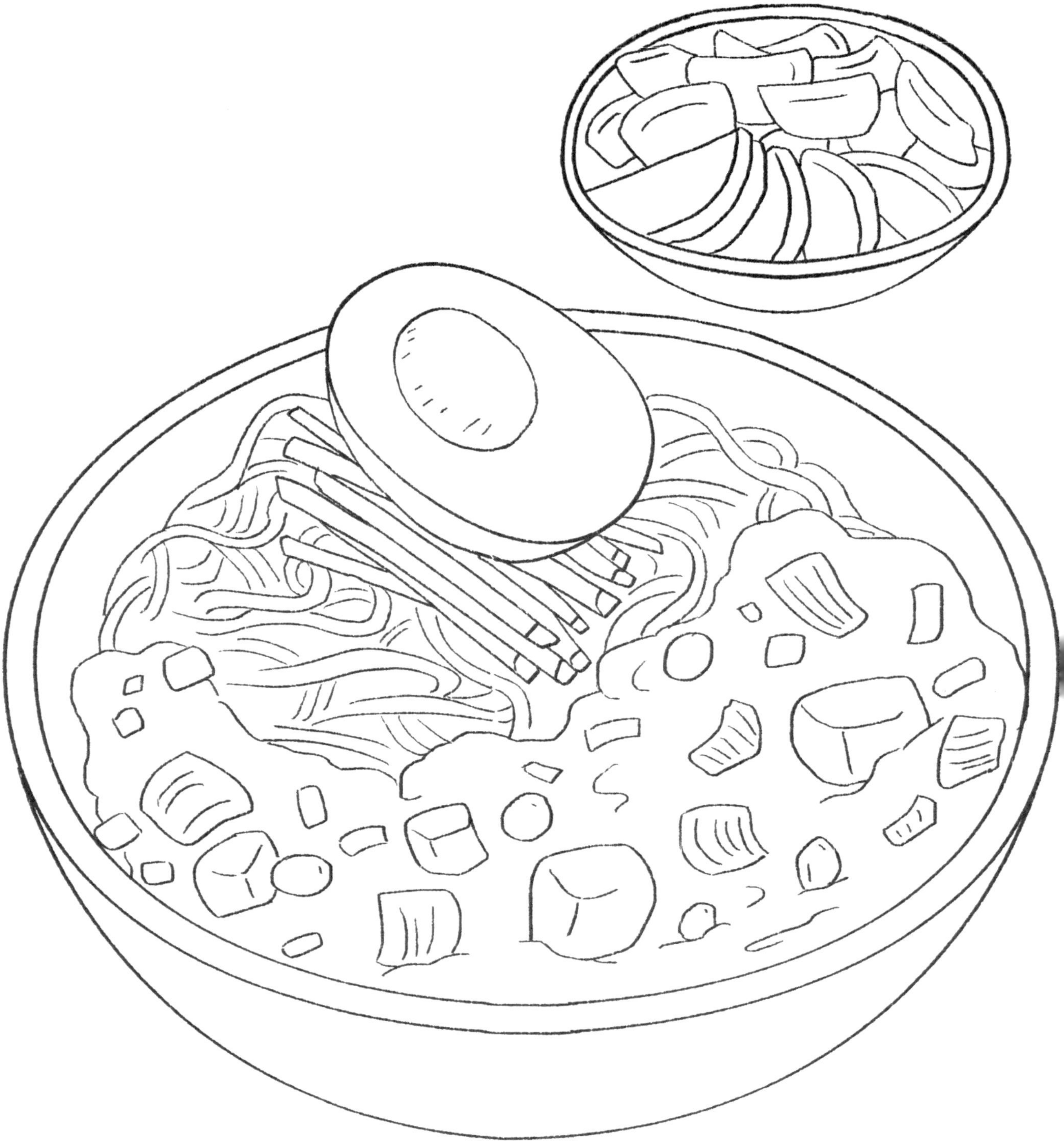

자주 가는 중국집 이름은 무엇인가요?

뽀얗고 구수한 국물의 설렁탕

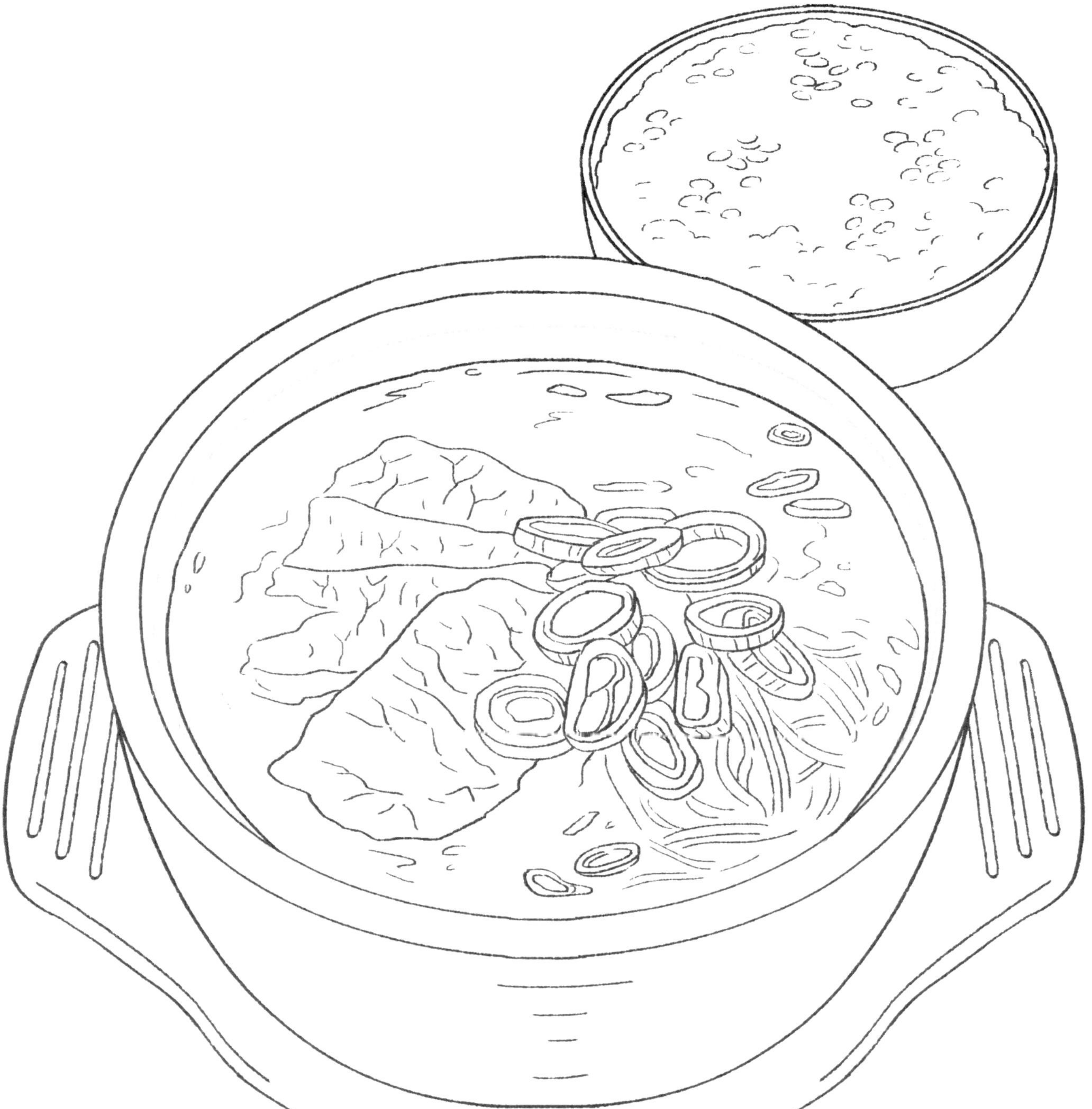

가장 좋아하는 국물 요리는 어떤 것인가요?

잔칫상에 빠지지 않는 잡채

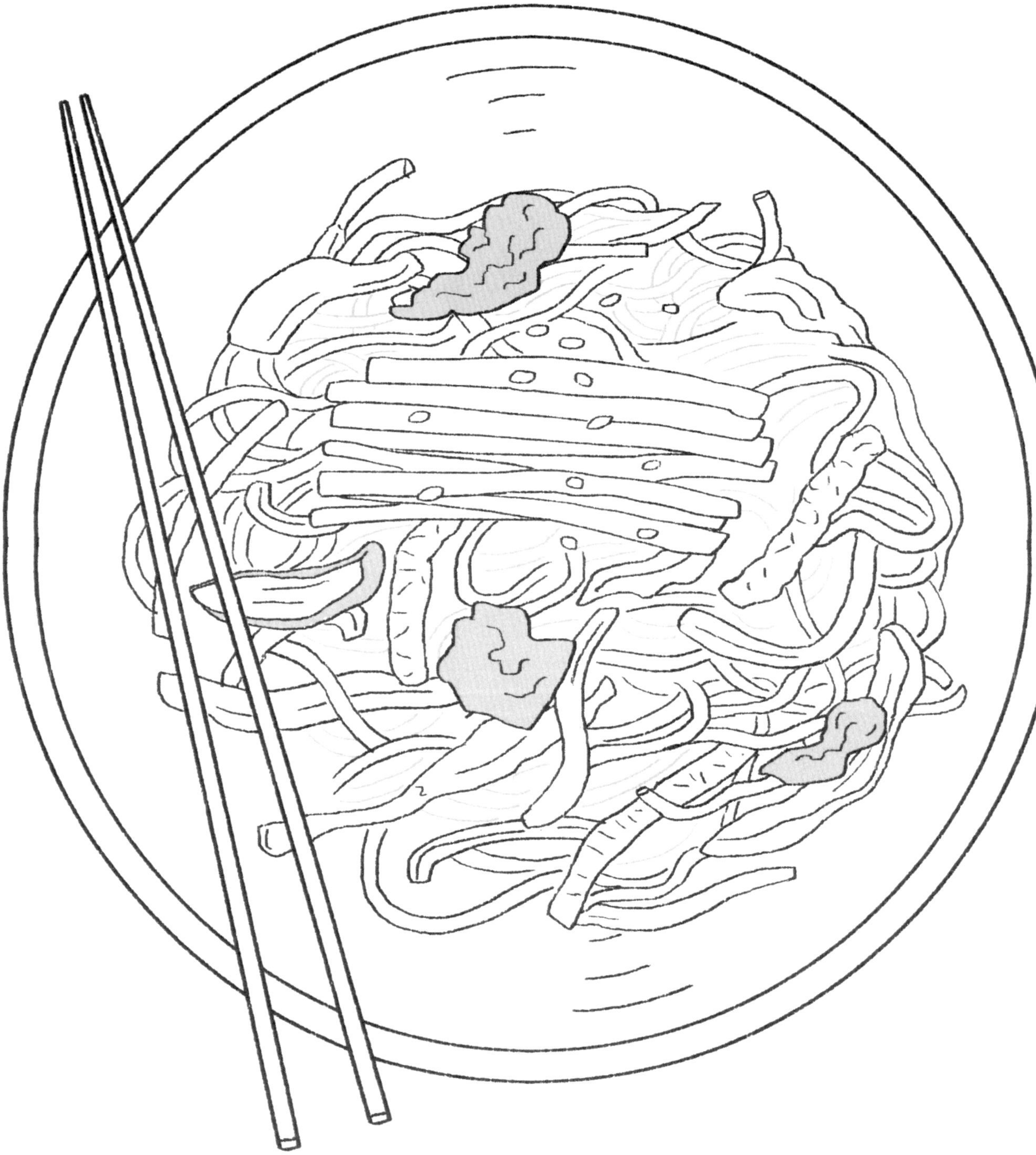

잡채에 들어가는 면의 이름은 무엇인가요?

돼지고기 튀김요리, 돈가스

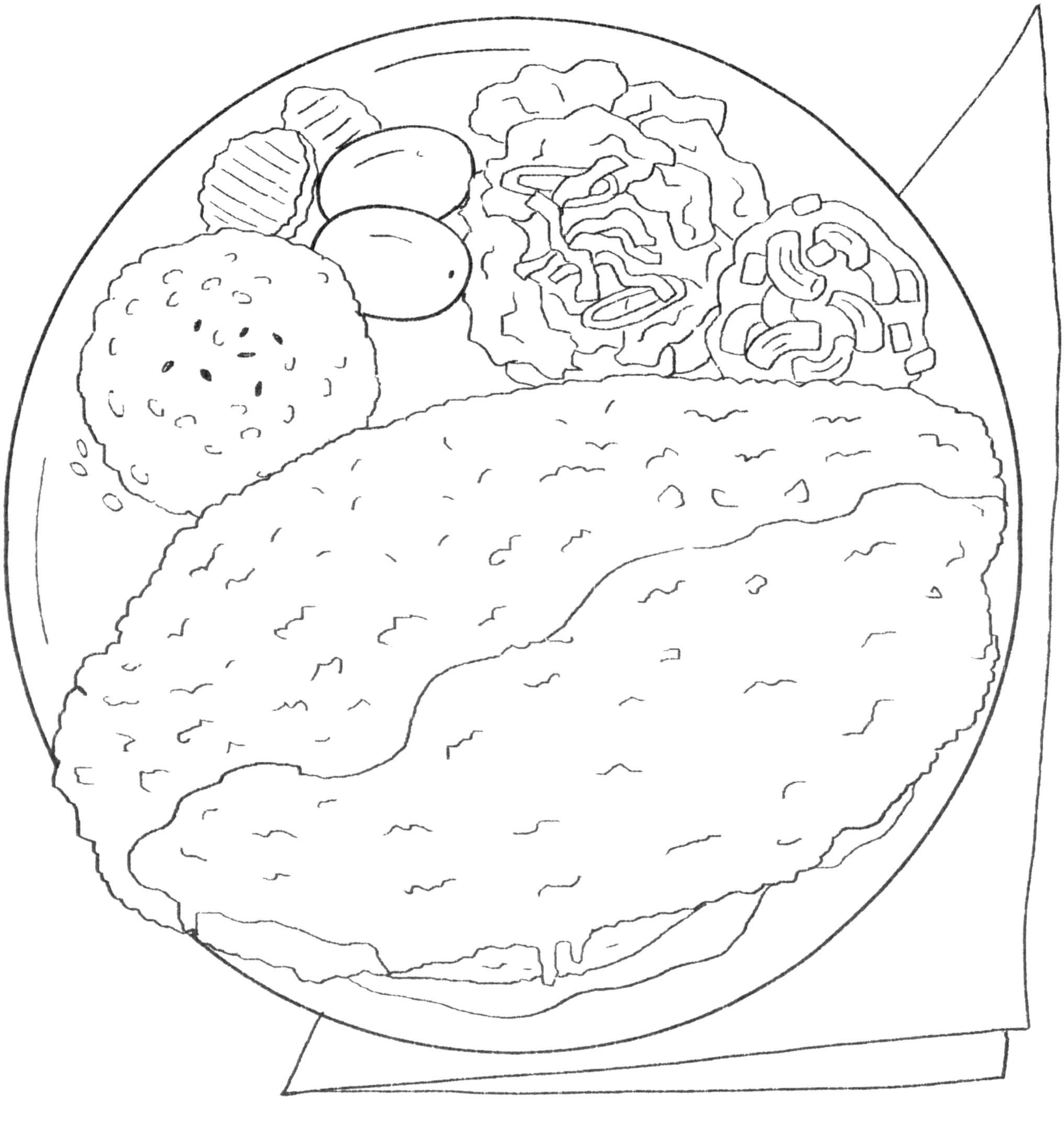

가장 잘 만들 수 있는 음식은 무엇인가요?

칼칼하고 개운한 라면

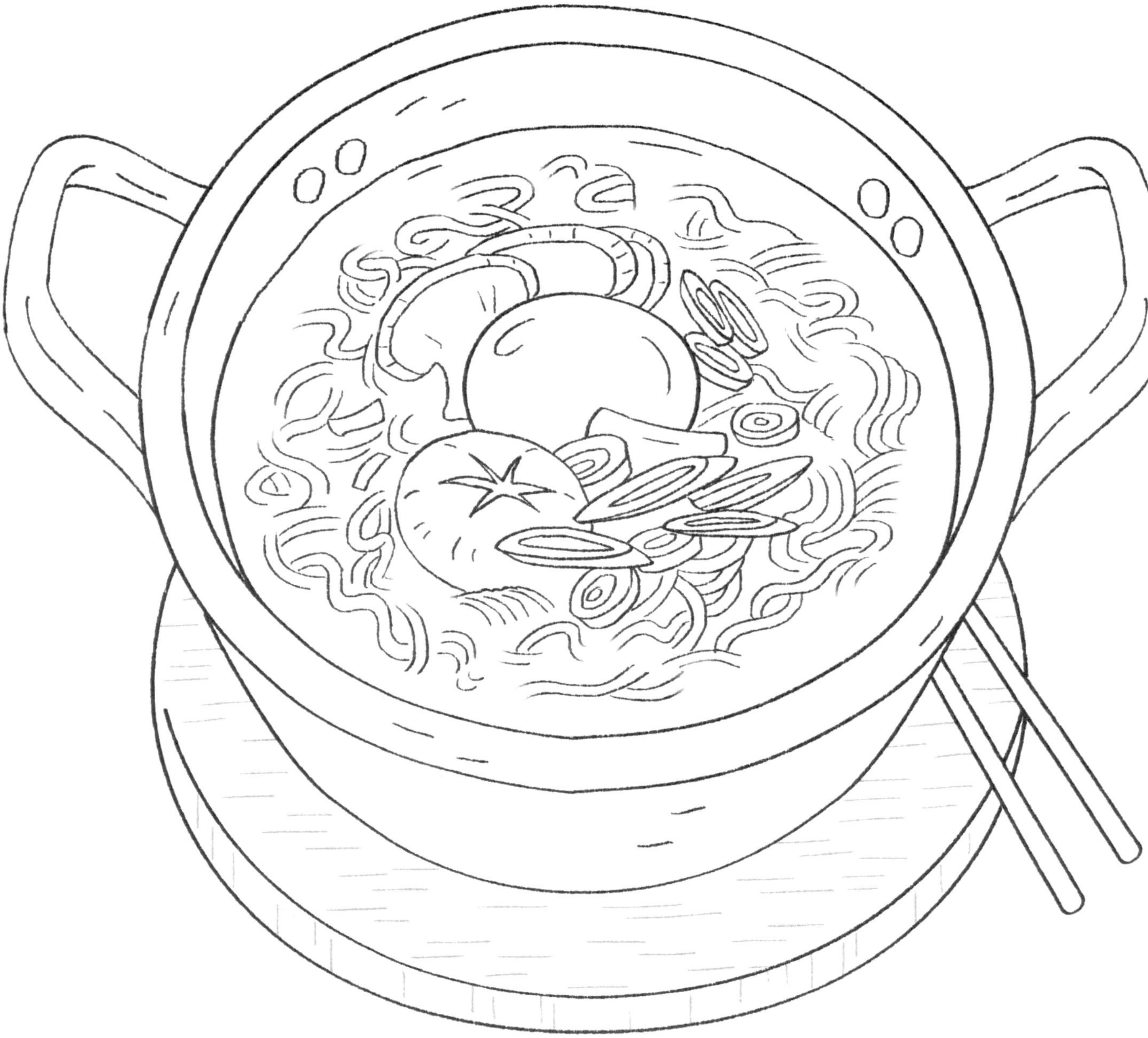

라면을 맛있게 끓이는 나만의 방법이 있나요?

매콤한 제육덮밥

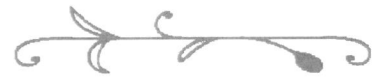

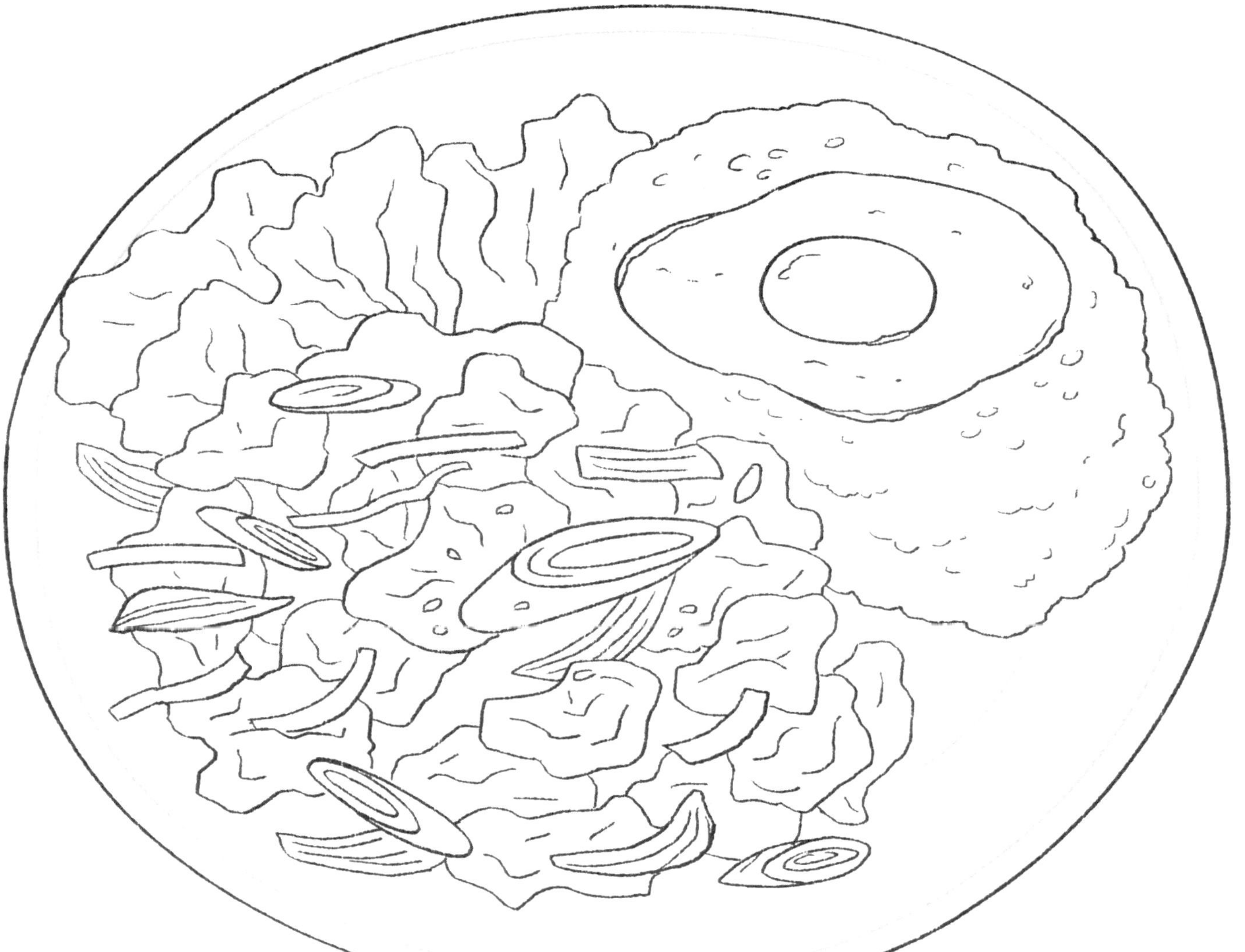

어제저녁에는 어떤 음식을 먹었나요?

대표 도시락 반찬, 계란말이

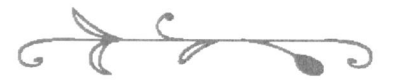

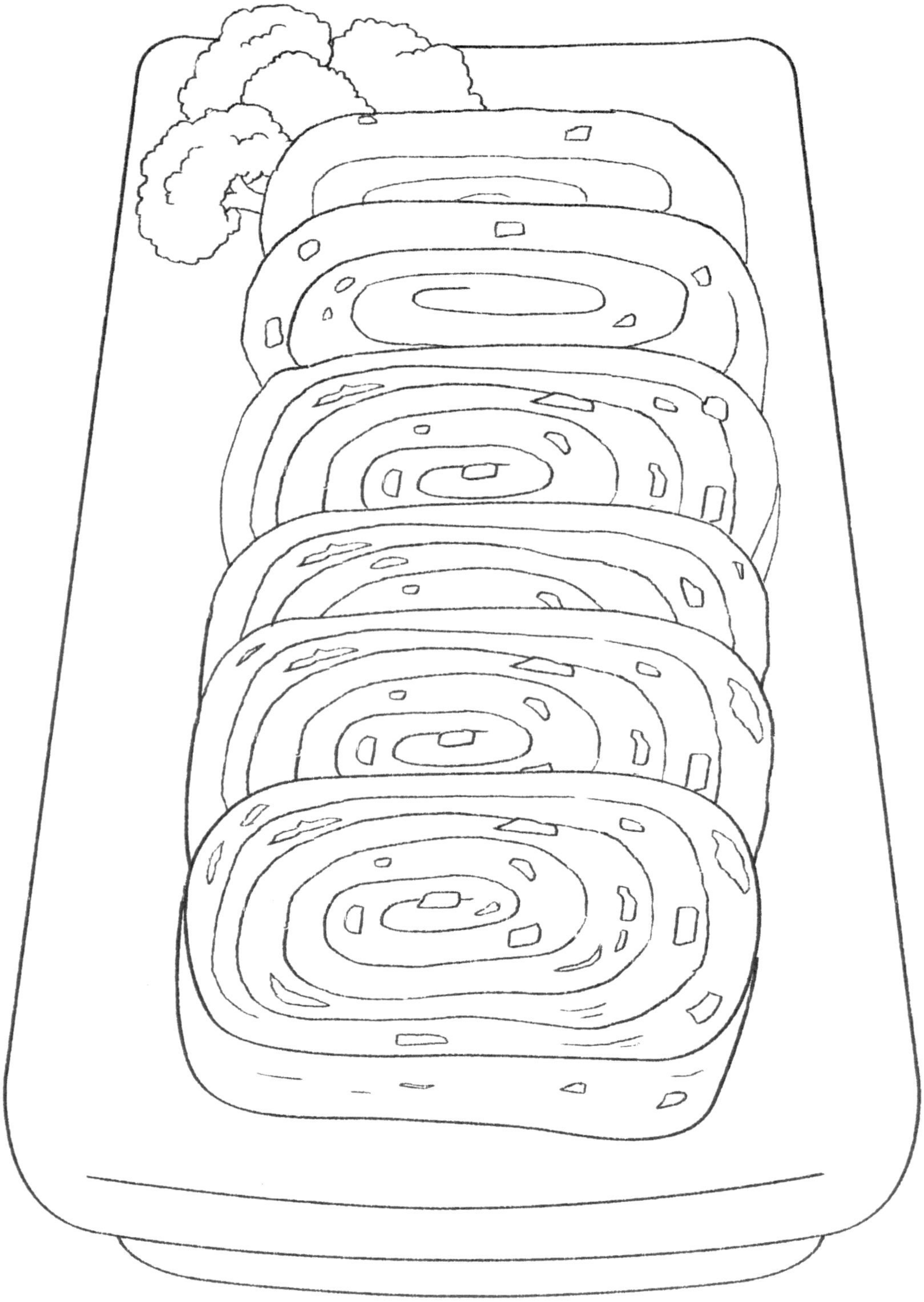

계란이 들어가는 음식 세 가지를 말해보세요.

새해 첫 음식, 떡국

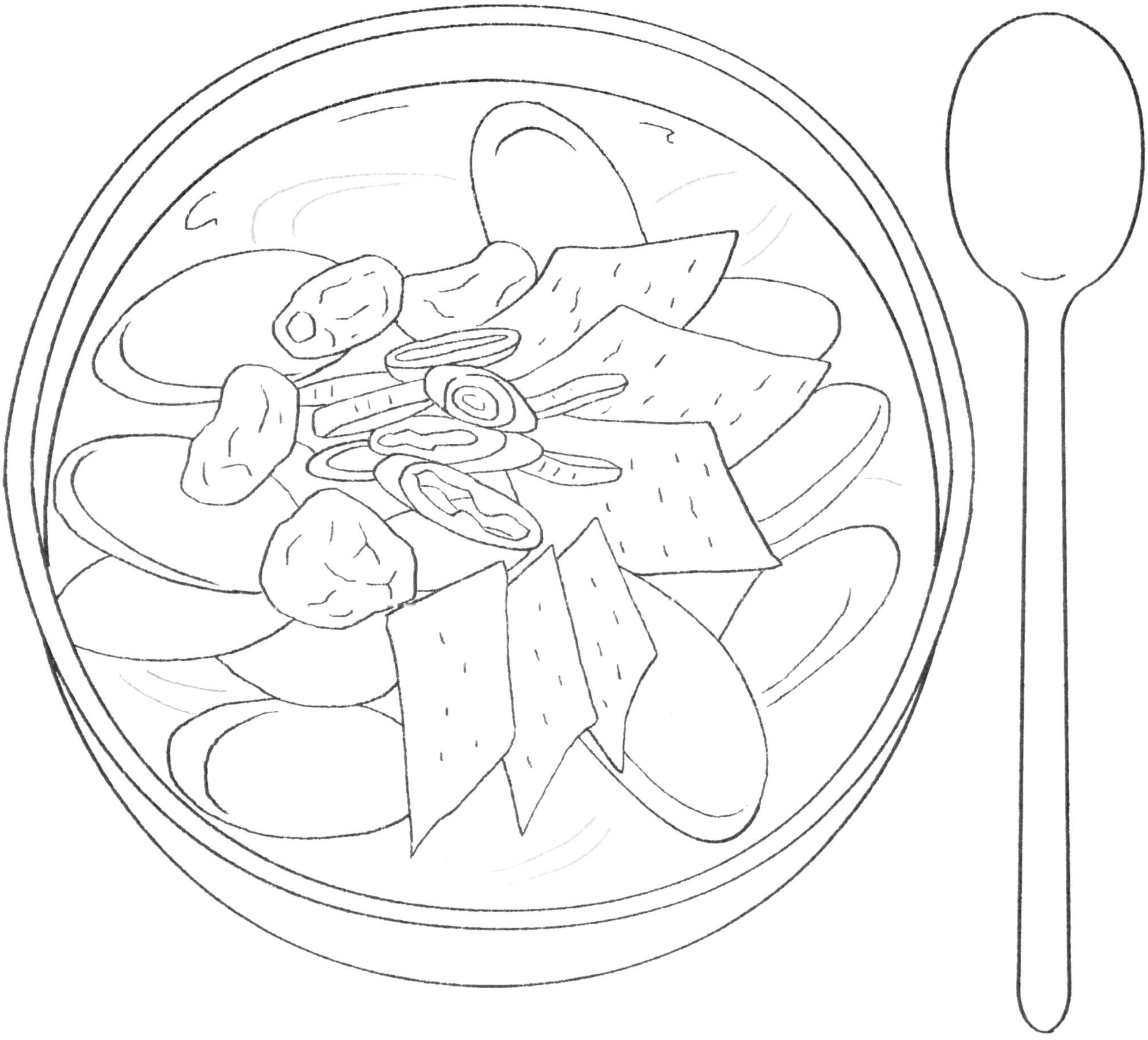

떡국을 먹는 명절의 이름은 무엇일까요?

시원한 냉면

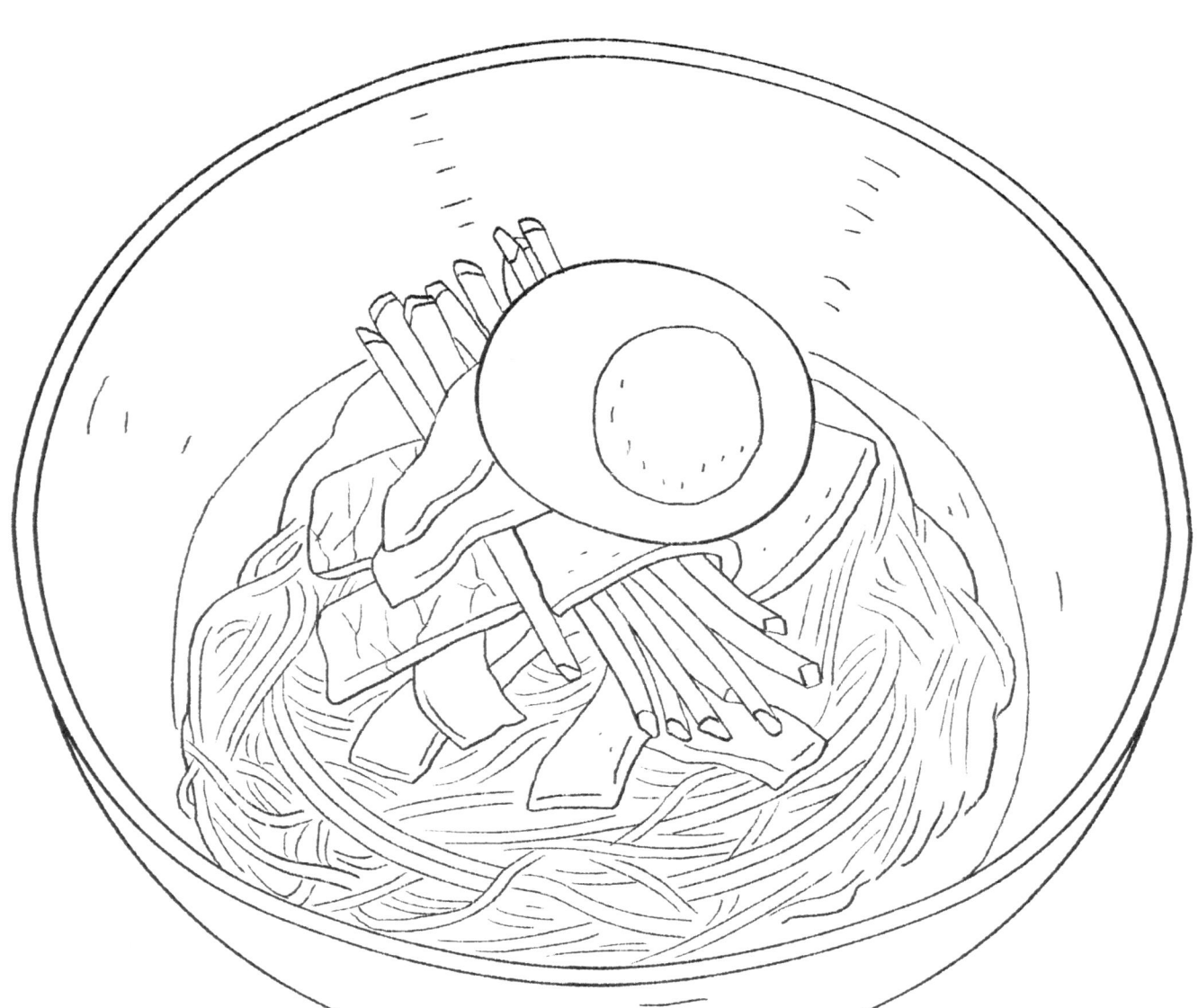

가장 좋아하는 국수 요리는 무엇인가요?

슥슥 비벼 먹는 육회비빔밥

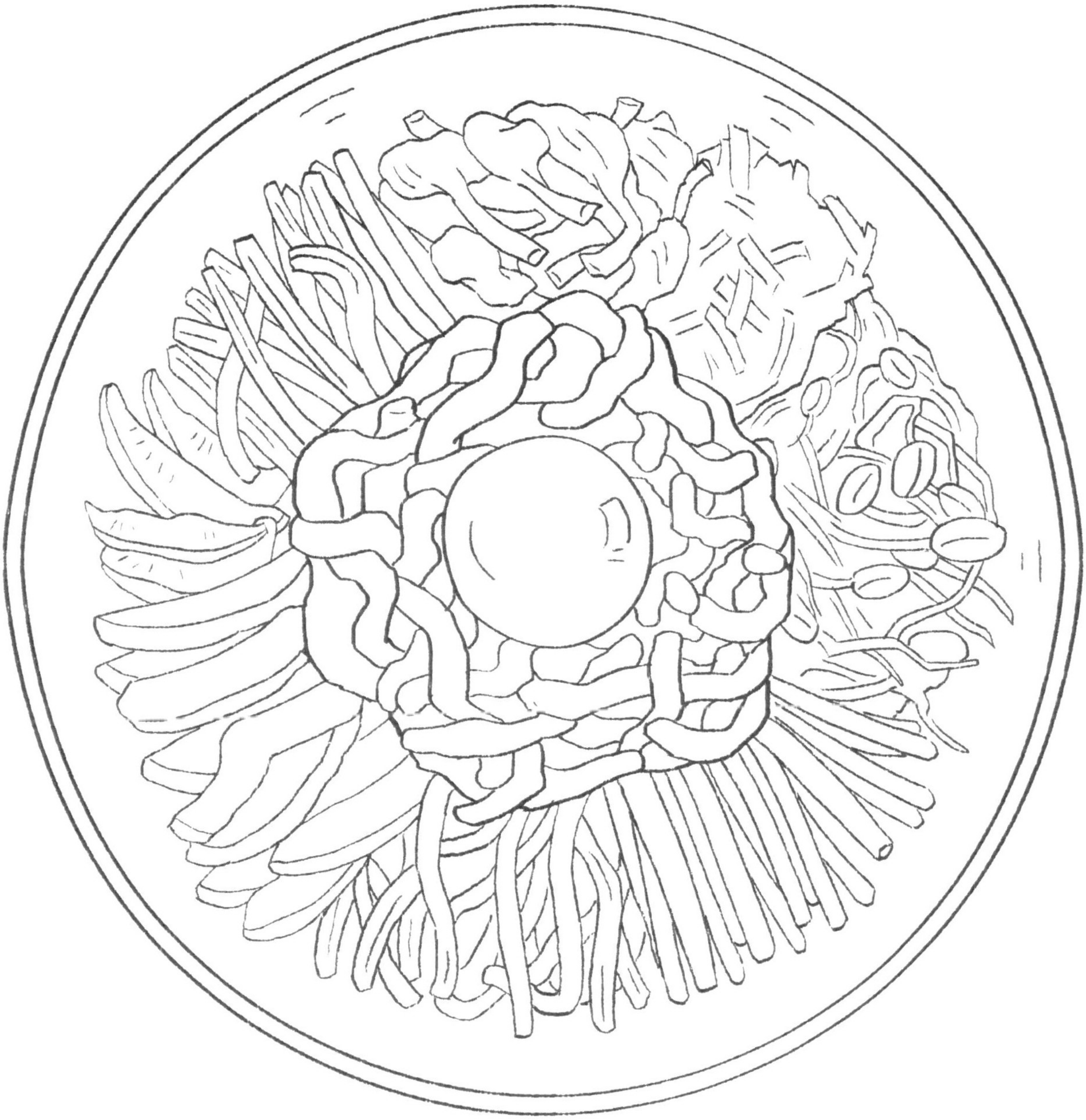

음식 중 못 먹는 음식이 있나요?

재료에 밀가루를 묻혀 지진 음식, 전

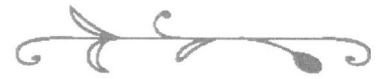

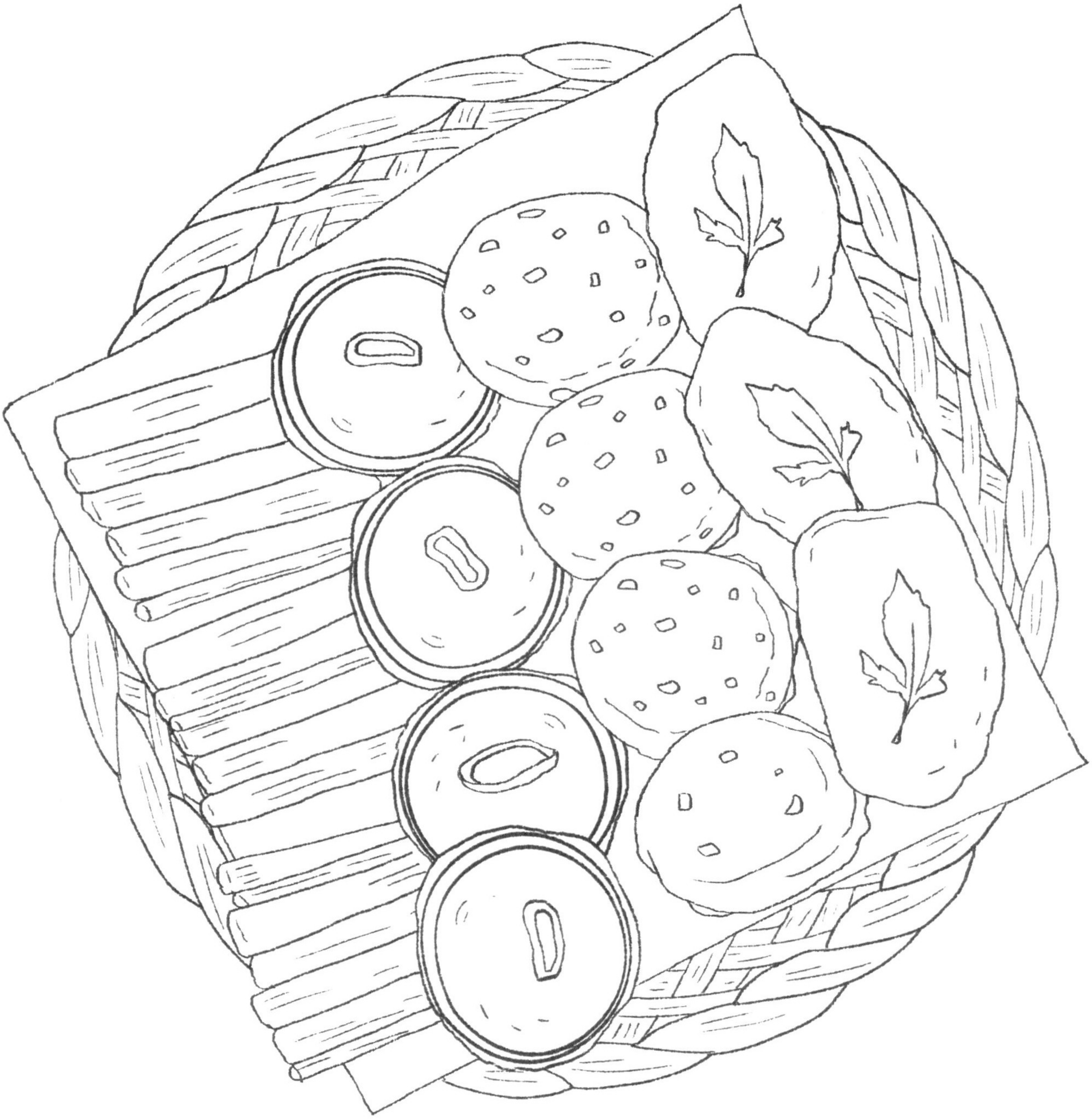

가장 좋아하는 전은 어떤 것인가요?

신선이 쓰는 화로, 신선로

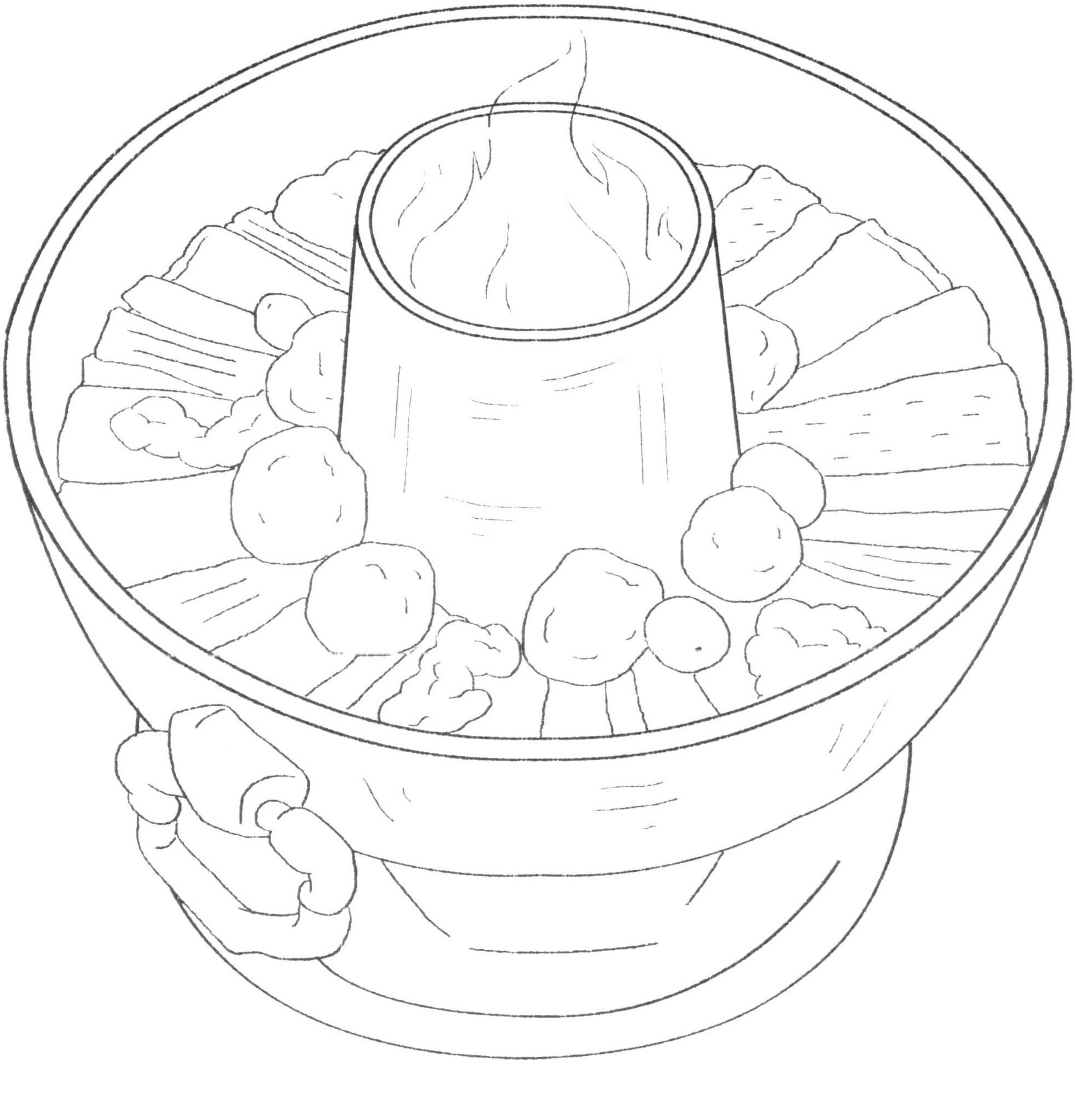

신선로는 우리나라 궁중 음식이에요.

명절이나 잔칫상에 올라가는 갈비찜

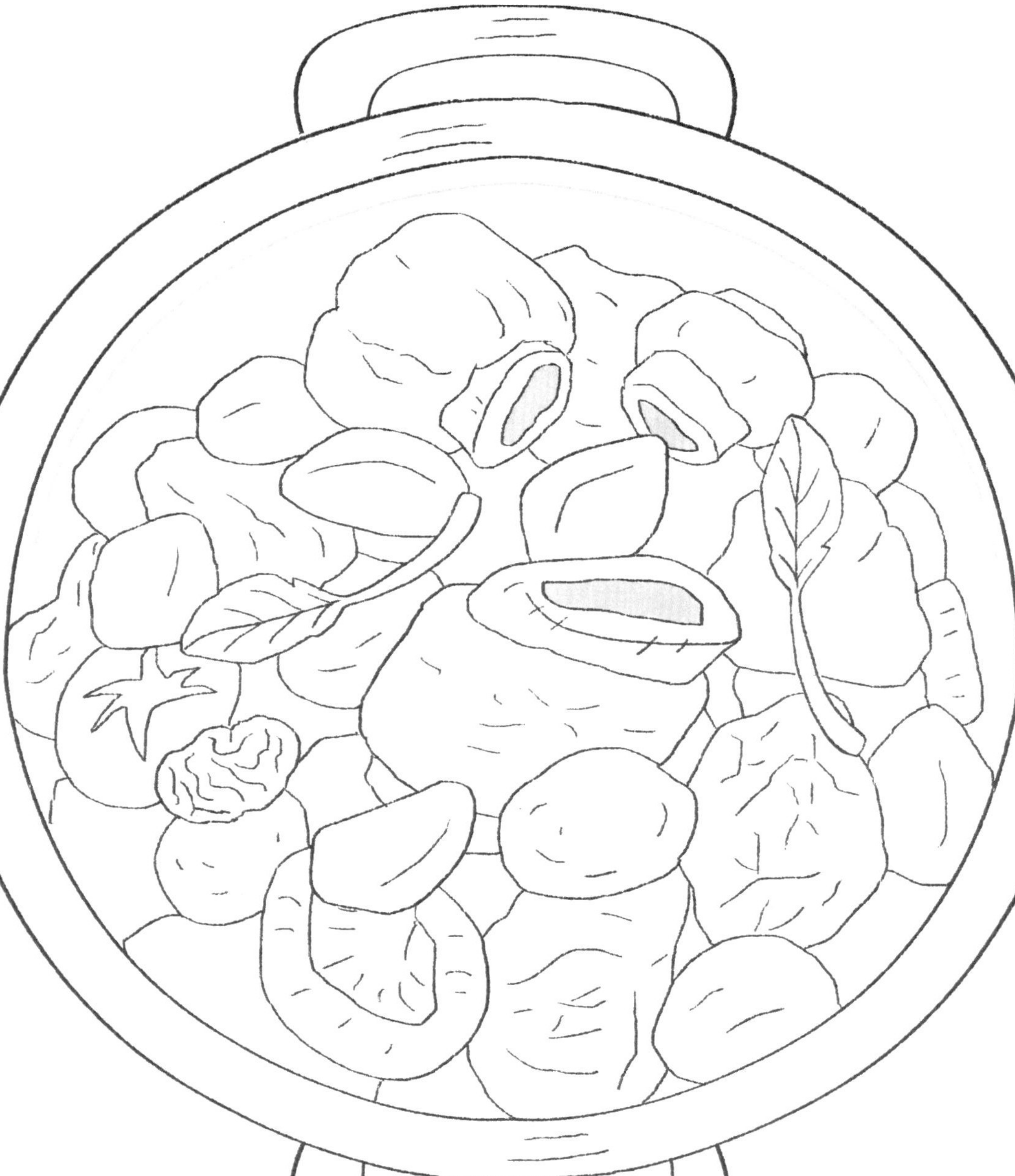

가장 좋아하는 음식은 무엇인가요?